DAS ULTIMATIVE LUPUS-DIÄT-KOCHBUCH FÜR ANFÄNGER

Kochbuch mit einfachen, leckeren und nahrhaften entzündungshemmenden Rezepten für Menschen mit Lupus.

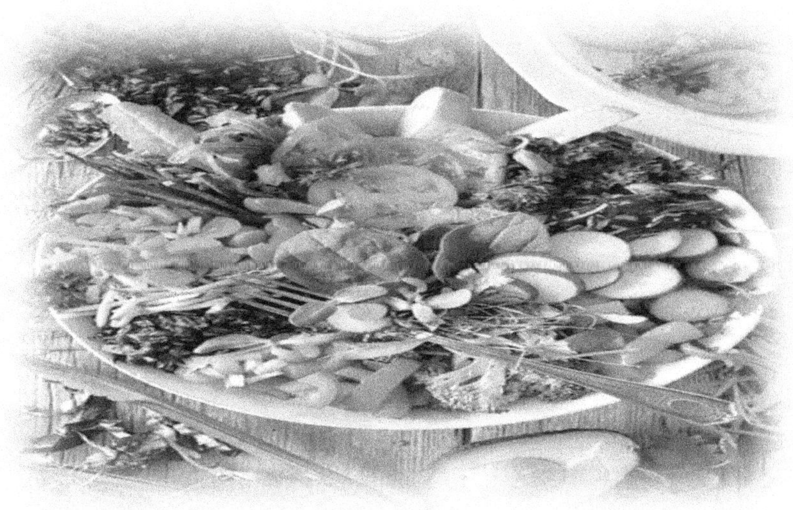

Christiana White

INHALTSVERZEICHNIS

KAPITEL 1

Einführung

Dies ist ein leicht verständliches Handbuch, das speziell für Menschen mit der chronischen Autoimmunerkrankung Lupus erstellt wurde. Mit einfachen und leicht verständlichen Rezepten soll dieses Kochbuch die Ernährungskomponente der Lupus-Kontrolle unkomplizierter machen.

Dieses Buch ist ein nützliches Hilfsmittel, um Lupus-Patienten dabei zu unterstützen, sich gut und ausgewogen zu ernähren, wobei der Schwerpunkt auf nahrhaften und leicht erhältlichen Produkten liegt.

Die Behandlung von Lupus kann ein schwieriger Prozess sein und die Ernährung ist für die Kontrolle der Symptome und die Verbesserung des allgemeinen Gesundheitszustands sehr wichtig.

Doch die Ernährung umzustellen, kann eine gewaltige Aufgabe sein. Hier kommt „The Simple Lupus Diet Cookbook" ins Spiel, das eine einfachere Methode zur

Umsetzung von Ernährungsumstellungen bietet, die die Lupus-Behandlung verbessern können.

Auf den folgenden Seiten finden Sie eine Auswahl schneller und gesunder Mahlzeiten, die speziell für Menschen mit Lupus entwickelt wurden. Diese Rezepte wurden sorgfältig so zusammengestellt, dass sie einfach zuzubereiten sind, wenig Zeit für die Zubereitung benötigen und leicht zugängliche Zutaten verwenden.

Dieses Kochbuch zeigt Ihnen, wie Sie sich für eine Lupus-freundliche Ernährung entscheiden – mit schnellen Frühstücksalternativen, sättigenden Abendessenoptionen und gesunden Snacks.

Wir heißen Sie herzlich willkommen, diesen Weg zu einer einfacheren und handhabbareren Lupus-Diät zu beschreiten. Übernehmen Sie die Verantwortung für Ihre Gesundheit, genießen Sie schmackhafte und gesunde Mahlzeiten und wappnen Sie sich mit Informationen. Auf Ihrem Weg zu einem glücklicheren und glücklicheren Leben mit Lupus steht Ihnen „The Simple Lupus Diet Cookbook“ zur Seite.

Was genau ist Lupus?

Lupus ist eine hartnäckige Autoimmunerkrankung. Sie weist darauf hin, dass das Immunsystem des Körpers, das normalerweise Infektionen abwehrt, fälschlicherweise gesundes Gewebe angreift. Bei Lupus richten sich die vom Immunsystem produzierten Antikörper gegen körpereigene Zellen und Gewebe. Die betroffenen Organe und Gewebe können sich entzünden und dadurch Schaden nehmen.

Obwohl die genaue Ätiologie von Lupus unklar ist, ist wahrscheinlich eine Mischung aus genetischen und Umweltfaktoren dafür verantwortlich. Lupus wird häufiger im Alter zwischen 15 und 45 Jahren diagnostiziert und betrifft Frauen häufiger als Männer.

<u>**Die Symptome von Lupus können von Person zu Person unterschiedlich sein und schwanken. Zu den häufigsten Anzeichen gehören:**</u>

- Ermüdung
- Fieber
- Gelenkschmerzen
- Hautausschläge
- Geschwüre im Mund
- Haarausfall
- Vergrößerte Lymphknoten
- Brustschmerz
- Übermäßige Atmung
- Nierenprobleme
- Gehirnprobleme

Die Diagnose von Lupus kann schwierig sein, da die Symptome denen anderer Krankheiten ähneln können. Um Lupus zu diagnostizieren, führt der Arzt häufig eine körperliche Untersuchung durch und ordnet Bluttests an. Weitere Tests, die durchgeführt werden können, sind:

- Urinuntersuchung

- Eine Röntgenaufnahme des Brustkorbs.

- CT-Bildgebung

- Magnetresonanztomographie

Obwohl es keine bekannte Heilung für Lupus gibt, gibt es Medikamente, die helfen können, die Symptome der Krankheit zu kontrollieren und Schübe zu verhindern. Medikamente, Änderungen des Lebensstils und Selbstmanagementtechniken werden häufig als Lupus-Behandlungen eingesetzt.

Das Immunsystem wird durch Lupus-Medikamente unterdrückt und davon abgehalten, gesundes Gewebe anzugreifen.

Je nach Schwere der Erkrankung und ihren Symptomen kann ein bestimmtes Arzneimittel verschrieben werden.

<u>Zu den typischen Lupus-Behandlungen gehören:</u>

- Kortikosteroide
- Immunsuppressivum
- Malariamedikamente
- Schmerzmittel

Eine nährstoffreiche Ernährung, regelmäßige Bewegung, ausreichend Schlaf, die Vermeidung von Sonnenlicht und ein aktiverer Lebensstil sind alles Verbesserungen im Lebensstil, die bei der Bekämpfung von Lupus helfen können.

Zu den Selbstmanagementbehandlungen gehören Stressabbau, Entspannungsübungen und ein Symptomtagebuch.

Obwohl Lupus eine verheerende Krankheit sein kann, können die meisten Betroffenen mit der richtigen Pflege ein gesundes, aktives Leben führen.

Regelmäßige Arztbesuche sind ebenso wichtig wie die Einhaltung des empfohlenen Behandlungsplans.

Früherkennung und Intervention können Probleme verringern und die Lebensqualität verbessern.

Diät bei Lupus

Es gibt keine einzige Lupus-Diät, die für alle funktioniert, aber es gibt einige allgemeine Empfehlungen, an die sich Menschen mit Lupus halten können, um ihre Symptome zu kontrollieren und ihren allgemeinen Gesundheitszustand zu verbessern.

Eine Lupus-freundliche Ernährung sollte Folgendes umfassen:

- Reich an Obst und Gemüse. Die in Obst und Gemüse enthaltenen Vitamine, Mineralien und Antioxidantien können Entzündungen lindern und die allgemeine Gesundheit verbessern. Essen Sie täglich fünf oder mehr Portionen Obst und Gemüse.
- Vollkorn. Vollkorn gibt Ihrem Körper Energie und Ballaststoffe , was die Verdauung und den

Blutzuckerspiegel regulieren kann. Wählen Sie Vollkornnudeln, -reis, -getreide und -brot.

- Hochwertige magere Proteinquelle. Mageres Protein hilft beim Erhalt und Aufbau der Muskelmasse. Mageres Protein ist in Lebensmitteln wie Fisch, Hühnchen, Bohnen, Linsen und Tofu enthalten.

- Wenig ungesunde und gesättigte Fette. Ihr Risiko für Herzkrankheiten kann durch den Verzehr gesättigter und ungesunder Fette steigen. Wählen Sie gesunde Fette aus Lebensmitteln wie Avocados, Mandeln, Samen und Olivenöl.

- Mäßiger Natriumgehalt. Ihr Blutdruck kann steigen, wenn Sie zu viel Natrium zu sich nehmen. Essen Sie weniger verarbeitete Lebensmittel, die häufig viel Salz enthalten.

- Vermeiden Sie Mahlzeiten, die Ihnen übel werden lassen. Manche Lupus-Patienten stellen fest, dass bestimmte Mahlzeiten ihre Symptome verschlimmern.

Es wird empfohlen, ein Nahrungsmittel zu meiden, wenn Sie bemerken, dass es Ihre Symptome verschlimmert.

Hier sind einige Lebensmittel, die für Lupus-Patienten besonders hilfreich sind:

- Zu den Früchten zählen Beeren, Zitrusfrüchte, Äpfel, Bananen, Mangos und Melonen.
- Beispiele für Gemüse sind Blattgemüse, Kreuzblütler (Brokkoli, Blumenkohl und Rosenkohl), Tomaten, Süßkartoffeln und Karotten.
- Vollkornprodukte wie Vollkornbrot, brauner Reis, Quinoa und Hafer.
- Mageres Eiweiß: Tofu, Bohnen, Linsen, Fisch und Geflügel
- Nüsse, Samen, Avocados, Olivenöl und andere gesunde Fette
- Milch, Joghurt und Käse werden entweder aus fettfreier oder fettarmer Milch hergestellt.

Menschen mit Lupus möchten möglicherweise die folgenden Nahrungsmittel meiden:

- Verarbeitete Lebensmittel: Diese Lebensmittel enthalten häufig große Mengen Natrium, Zucker und ungesunde gesättigte Fette.

- Fettige Lebensmittel: Diese Lebensmittel können schwer verdaulich sein und Entzündungen verursachen.

- Scharfe Speisen können Magen und Darm reizen.

- Alkohol: Alkoholkonsum kann Entzündungen und andere Symptome verschlimmern.

- Koffein: Koffein kann dazu führen, dass Sie sich erschöpfter fühlen und Ihren Körper dehydrieren.

Um eine für Sie geeignete Lupus-Diät zusammenzustellen, ist es wichtig, Ihren Arzt oder einen qualifizierten Ernährungsberater zu konsultieren. Sie können Ihnen dabei helfen, Ihre Ernährung an Ihre individuellen Anforderungen und Vorlieben anzupassen.

Der Wert einer Lupus-Diät

Eine Ernährung, die für Menschen mit Lupus geeignet ist, hat mehrere Vorteile. Diese Vorteile bestehen aus:

- Verminderte Entzündung: Eine entzündungshemmende Ernährung ist lupusfreundlich und reich an Antioxidantien. Da Entzündungen bei Lupus eine bedeutende Rolle spielen, kann eine Verringerung der Entzündung bei den Symptomen helfen.

- Bessere Stimmung: Nährstoffe, die für die geistige Gesundheit entscheidend sind, wie Omega-3-Fettsäuren und Vitamin B12, sind in einer Lupus-freundlichen Ernährung reichlich vorhanden. Diese Nährstoffe können dazu beitragen, die Stimmung zu heben und Müdigkeit zu lindern.

- Mehr Energie: Eine Lupus-freundliche Ernährung ist auch reich an Ballaststoffen und gesunden Fetten, die das Sättigungsgefühl verlängern und Ihnen den ganzen Tag über Energie geben können.

- Gewicht halten: Eine Lupus-freundliche Ernährung ist eine gute Möglichkeit, Ihr Gewicht unter Kontrolle zu halten. Dies ist für Lupus-Patienten von entscheidender Bedeutung, da Fettleibigkeit die Wahrscheinlichkeit von Komplikationen erhöht.

- Bessere allgemeine Gesundheit: Indem sie das Risiko von Herzkrankheiten, Schlaganfällen und anderen chronischen Krankheiten senkt, kann eine Lupus-freundliche Ernährung auch die allgemeine Gesundheit verbessern.

Richtlinien für eine Lupus-Diät

- Kochen Sie mehr zu Hause. Auf diese Weise können Sie die Zutaten Ihrer Lebensmittel kontrollieren und Fertiggerichte meiden.

- Lesen Sie alle Lebensmitteletiketten sorgfältig durch. Achten Sie auf den Natrium-, Zucker-, gesättigten und ungesunden Fettgehalt der Lebensmittel, die Sie zu sich nehmen.

- Nehmen Sie schrittweise Änderungen vor. Versuchen Sie nicht, Ihre Ernährung an einem Tag drastisch umzustellen. Beginnen Sie mit kleineren Anpassungen, z. B. indem Sie den Obst- und Gemüseanteil in Ihren Mahlzeiten erhöhen.

- Suchen Sie nach gesunden Gerichten, die Ihnen schmecken. Sowohl online als auch in Kochbüchern gibt es unzählige köstliche und nahrhafte Gerichte. Entdecken Sie einige Gerichte, die Ihrem Geschmack und Ihrer Ernährung entsprechen.

- Scheuen Sie sich nicht, Hilfe in Anspruch zu nehmen. Sprechen Sie mit Ihrem Arzt oder einem ausgebildeten Ernährungsberater, wenn Sie Schwierigkeiten haben, eine Lupus-freundliche Ernährung einzuhalten.

Eine Lupus-freundliche Ernährung kann Ihnen dabei helfen, Ihre Symptome in den Griff zu bekommen und Ihren allgemeinen Gesundheitszustand zu verbessern. Sie können Ihr Befinden durch geringfügige Ernährungsumstellungen drastisch verbessern.

KAPITEL 2

Frühstücksrezepte

Nüsse, Beeren und Haferflocken

5 Minuten Vorbereitungszeit

Kochzeit: 5-7 Minuten

Zeit: 10 bis 12 Minuten.

Zutaten:

- Eine halbe Tasse Haferflocken

- 1 Tasse Milch oder Wasser

- Eine halbe Tasse Beeren, wie Erdbeeren, Blaubeeren oder Himbeeren

- 1 Esslöffel Nüsse (Walnüsse, Pekannüsse oder Mandeln).

- Zimtpulver, nach Geschmack

- Ahornsirup oder Honig, falls gewünscht

Anweisungen:

- In einem kleinen Topf Haferflocken und Milch oder Wasser vermischen. Zum Kochen bringen, Hitze reduzieren und die Haferflocken 5–7 Minuten köcheln lassen oder bis sie vollständig gar sind.

- Beeren, Nüsse, Zimt und, je nach Geschmack, Honig oder Ahornsirup sollten miteinander vermischt werden.

- Heiß servieren.

Ernährungsinformation

• 250–300 Kalorien

• 5–10 Gramm Fett

• 5 bis 10 Gramm Protein

• 40 bis 50 Gramm Kohlenhydrate

• 5 bis 10 Gramm Ballaststoffe

Eier auf Toast mit Avocado

5 Minuten Vorbereitungszeit

Kochzeit: 5-7 Minuten

Zeit: 10 bis 12 Minuten.

Zutaten:

• Zwei Scheiben Vollkornbrot

• 1 zerdrückte, reife Avocado

• 2 Eier

• Mit Pfeffer und Salz abschmecken

• Als optionale Toppings können rote Pfefferflocken, gehackter Schnittlauch und Sriracha-Sauce verwendet werden.

Anweisungen

•Brot sollte geröstet sein.

• Die Avocado auf dem Brot verteilen.

• Erhitzen Sie einen Esslöffel Olivenöl in einer kleinen Pfanne bei mittlerer Hitze.

• Sobald Sie die Eier in die Pfanne aufgeschlagen haben, braten Sie sie 2 bis 3 Minuten auf jeder Seite oder bis sie den gewünschten Gargrad erreicht haben.

• Fügen Sie beim Würzen nach Belieben Salz und Pfeffer hinzu.

• Geben Sie dem Avocado-Toast Eier und den Belag Ihrer Wahl hinzu.

Ernährungsinformation

• 300–350 Kalorien

• Fett: 20 bis 60 Gramm

• 15–20 Gramm Protein

• 20 bis 25 Gramm Kohlenhydrate

• 5 bis 10 Gramm Ballaststoffe

Frittata mit Spinat und Champignons

10 Minuten Vorbereitungszeit

Kochzeit: 20 Minuten

Ungefähr 30 Minuten.

Zutaten:

• Ein Teelöffel Olivenöl

• Eine halbe gehackte Zwiebel

• Ein Pfund gehackte Pilze

• 10 Unzen gehackter Babyspinat

• 8 Eier

• Eine viertel Tasse geriebener Parmesankäse

• Mit Pfeffer und Salz abschmecken

Anweisungen:

• Erhitzen Sie das Olivenöl in einer großen Bratpfanne bei mittlerer Hitze.

• Die Zwiebel hinzufügen und etwa 5 Minuten köcheln lassen, oder bis sie weich ist.

• Die Pilze dazugeben und 10 Minuten köcheln lassen oder bis sie braun sind.

•Den Spinat hinzufügen, umrühren und 2 Minuten lang kochen lassen oder bis er welk ist.

• Eier, Parmesan, Salz und Pfeffer in einer Schüssel vermengen.

• Gießen Sie die Eiermischung in die Pfanne und lassen Sie sie etwa 5 Minuten braten, oder bis der Boden fest ist.

• Falten Sie die Frittata mit einem Spatel in der Mitte und lassen Sie sie weitere 5 Minuten oder so lange garen, bis die andere Seite fest ist.

• Warm servieren.

Ernährungsinformation

• 300–350 Kalorien

• Fett: 20 bis 60 Gramm

- 15–20 Gramm Protein

- 20 bis 25 Gramm Kohlenhydrate

- 5 bis 10 Gramm Ballaststoffe

Pfannkuchen aus Vollkorn, Honig und Banane

10 Minuten Vorbereitungszeit

Kochzeit: 15 Minuten

Zeitaufwand: 25 Minuten.

Zutaten:

- Vollkornmehl, 1 Tasse

- Ein Teelöffel Backpulver

- Ein halber Teelöffel Backpulver

- Ein halber Teelöffel Salz

- 1 Teelöffel Zucker

- 1 Ei

- Eine halbe Tasse Milch

• Eine viertel Tasse Pflanzenöl

• 1 zerdrückte Banane

• Honig als Gewürz

Anweisungen:

• Mehl, Backpulver, Natron, Salz und Zucker in einer Schüssel vermischen.

• Ei, Milch, Öl und Banane in einer separaten Schüssel vermischen.

• Kombinieren Sie die trockenen Zutaten mit den feuchten Bestandteilen, indem Sie sie zusammengeben und verquirlen.

• Stellen Sie eine Bratpfanne oder Grillplatte mit etwas Öl auf mittlere Hitze.

• Gießen Sie für jeden Pfannkuchen 1/4 Tasse Teig in die Pfanne.

• Etwa zwei bis drei Minuten pro Seite goldbraun braten.

• Sofort mit Honig servieren.

Ernährungsinformation

• 250–300 Kalorien

• 10–15 Gramm Fett

• 10-15 Gramm Protein

• 30-35 Gramm Kohlenhydrate

• 5 bis 10 Gramm Ballaststoffe

Frucht-Müsli-Joghurt

5 Minuten Vorbereitungszeit

Zeitaufwand: 5 Minuten.

Zutaten:

• 1 Tasse ungesüßter Joghurt

• Eine halbe Tasse Müsli

• Eine halbe Tasse Obst, wie Erdbeeren, Blaubeeren oder Himbeeren

• Honig servieren (optional)

Anweisungen:

• Joghurt, Müsli und Obst in einer Schüssel vermengen.

• Nach Belieben mit Honig beträufeln.

• Sofort servieren.

Ernährungsinformation

• 200–250 Kalorien

• 10–15 Gramm Fett

• 10-15 Gramm Protein

• Kohlenhydrate: 25 bis 30 Gramm

• 5 bis 10 Gramm Ballaststoffe

Muffins mit Eiern

10 Minuten Vorbereitungszeit

Kochzeit: 25 Minuten

Ungefähr 35 Minuten.

Zutaten:

• Zwölf Muffinformen

• Sechs große Eier

• Eine Tasse Milch

• 1/4 Tasse Cheddar-Käse, gerieben

• 1/4 Tasse gekochtes Gemüse, wie Paprika, Pilze oder Spinat, die gehackt wurden

• Mit Pfeffer und Salz abschmecken

Anweisungen:

• Stellen Sie die Ofentemperatur auf 350 °F (175 °C) ein.

•Die Muffinbleche sollten gefettet oder ausgelegt sein.

• Eier, Milch, Käse, Gemüse, Salz und Pfeffer in einer Schüssel vermengen.

• Füllen Sie die Muffinformen mit der Eiermischung.

•Backen Sie die Eier weitere 25 Minuten oder bis sie fest sind.

• Vor dem Herausnehmen einige Minuten im Muffinblech abkühlen lassen.

Ernährungsinformation

• 150–200 Kalorien

• 10–15 Gramm Fett

• 10-15 Gramm Protein

• Kohlenhydrate: 10 bis 15 Gramm

• 5 bis 10 Gramm Ballaststoffe

Burrito zum Frühstück

10 Minuten Vorbereitungszeit

Kochzeit: 5 Minuten

Ungefähr 15 Minuten.

Zutaten:

• 1 große Weizentortilla

• Eine halbe Tasse Rührei

• 1/4 Tasse Cheddar-Käse, gerieben

• 1/4 Tasse gekochtes Gemüse, wie Paprika, Pilze oder Spinat, die gehackt wurden

• 1 Teelöffel Salsa

• Avocadohälften, in Scheiben geschnitten

• Mit Pfeffer und Salz abschmecken

Anweisungen:

• Erwärmen Sie die Tortilla in einer Pfanne bei mittlerer Hitze.

• Die Hälfte der Tortilla sollte mit Rührei bedeckt sein.

• Geben Sie Käse, Gemüse, Salsa und Avocado obendrauf.

• Fügen Sie beim Würzen nach Belieben Salz und Pfeffer hinzu.

• Falten Sie die Tortilla in zwei Hälften und erhitzen Sie sie dann auf jeder Seite 1 bis 2 Minuten lang oder bis der Käse geschmolzen ist.

• Halbieren und anbieten.

Ernährungsinformation

• 300–350 Kalorien

• Fett: 20 bis 60 Gramm

• 15–20 Gramm Protein

• 20 bis 25 Gramm Kohlenhydrate

• 5 bis 10 Gramm Ballaststoffe

Eier mit Rösti

10 Minuten Vorbereitungszeit

Kochzeit: 15 Minuten

Zeitaufwand: 25 Minuten.

Zutaten:

- 1 Pfund aufgetaute und abgetropfte tiefgefrorene Rösti

- Ein Teelöffel Olivenöl

- Ein halber Teelöffel Salz

- Eine Prise schwarzer Pfeffer

- Zwei Eier, nach Wunsch zubereitet.

- 1 Esslöffel fein gehackter Schnittlauch, optional

Anweisungen:

- Erhitzen Sie das Olivenöl in einer großen Bratpfanne bei mittlerer Hitze.

- Die Rösti dazugeben und unter gelegentlichem Umrühren 10 Minuten braten, bis sie knusprig und goldbraun sind.

• Fügen Sie beim Würzen nach Belieben Salz und Pfeffer hinzu.

• Schlagen Sie die Eier in die Pfanne und braten Sie sie, wie Sie sie mögen – Spiegeleier oder Spiegelei.

• Nach Belieben mit Schnittlauch garnieren.

• Sofort servieren.

Ernährungsinformation

• 400–450 Kalorien

• 25–30 Gramm Fett

• 15–20 Gramm Protein

• Kohlenhydrate: 25 bis 30 Gramm

• 5 bis 10 Gramm Ballaststoffe

Französischer Toast

5 Minuten Vorbereitungszeit

Kochzeit: 10 Minuten

Ungefähr 15 Minuten.

Zutaten:

• Zwei große Eier

• Eine halbe Tasse Milch

• 1 Teelöffel Vanilleextrakt

• 1/4 Teelöffel Zimtpulver

• Eine Prise Salz

• 4 Scheiben Brot

• Verwenden Sie beim Braten Butter oder Kochspray.

• Ahornsirup, zum Kochen

Anweisungen:

• Eier, Milch, Vanilleschotenpaste, Zimt und Salz in einer flachen Schüssel vermischen.

• Tauchen Sie die Brotscheiben von beiden Seiten in die Eimischung und bestreichen Sie sie damit.

• Stellen Sie eine große Grillplatte oder Bratpfanne auf mittlere Hitze.

• Lassen Sie in der Pfanne etwas Butter oder Bratspray schmelzen.

• Geben Sie die Brotstücke hinzu und erhitzen Sie sie auf jeder Seite zwei bis drei Minuten lang oder bis sie goldbraun und gut durchgebacken sind.

• Sofort mit Ahornsirup servieren.

Ernährungsinformation

• 300–350 Kalorien

• Fett: 20 bis 60 Gramm

• 15–20 Gramm Protein

• Kohlenhydrate: 25 bis 30 Gramm

• 5 bis 10 Gramm Ballaststoffe

Pfannkuchen mit Obstbelag

10 Minuten Vorbereitungszeit

Kochzeit: 15 Minuten

Zeitaufwand: 25 Minuten.

Zutaten:

* 1 Tasse normales Mehl

* Zwei Esslöffel Backpulver

* Ein halber Teelöffel Backpulver

* Ein halber Teelöffel Salz

* 1 Teelöffel Zucker

* 1 Ei

*1 Tasse Milch

* 2 Teelöffel geschmolzene Butter

* Zum Einfetten von Pfannen verwenden Sie Öl oder Butter

• Ihr bevorzugtes Obst, gehackt oder in Scheiben geschnitten.

Anweisungen:

• Mehl, Backpulver, Natron, Salz und Zucker in einer Schüssel vermischen.

• Ei, Milch und geschmolzene Butter in einer anderen Schüssel vermischen.

• Kombinieren Sie die trockenen Zutaten mit den feuchten Bestandteilen, indem Sie sie zusammengeben und verquirlen.

• Stellen Sie eine große Grillplatte oder Bratpfanne auf mittlere Hitze.

• Geben Sie etwas Butter oder Öl in die Pfanne.

• Gießen Sie für jeden Pfannkuchen 1/4 Tasse Teig in die heiße Pfanne.

• Auf jeder Seite 2 bis 3 Minuten braten oder bis es gut durch ist.

•Wenn Sie den restlichen Teig verwenden, wiederholen Sie die Schritte 6 und 7.

• Geben Sie den Pfannkuchen etwas von Ihrem Lieblingsobst hinzu.

Ernährungsinformation

• 250–300 Kalorien

• 10–15 Gramm Fett

• 10-15 Gramm Protein

• 30-35 Gramm Kohlenhydrate

• 5 bis 10 Gramm Ballaststoffe

KAPITEL 3

Rezepte für das Mittagessen

Hähnchensandwich mit Salat

15 Minuten Vorbereitungszeit

Kochzeit: 10 Minuten

Zeitaufwand: 25 Minuten.

Zutaten:

• Zwei Tassen gekochtes, zerkleinertes Hühnchen

• 1/2 Tasse Mayonnaise

• 1/4 Tasse grob gehackter Sellerie

• 1/4 Tasse grob gehackte Zwiebeln

• Ein Teelöffel Dijon-Senf

• Eine Prise Salz

• Ein halber Teelöffel schwarzer Pfeffer

• 4 Scheiben Brot

• Blattsalat zum Servieren

• Tomatenscheiben zum Servieren

Anweisungen:

• Geben Sie das Hähnchen, die Mayonnaise, den Sellerie, die Zwiebel, den Senf, das Salz und den Pfeffer in eine große Schüssel.

• Gründlich umrühren, um zu vermischen.

• Die Brotscheiben mit dem Hühnersalat bedecken.

• Es sollten Salat- und Tomatenscheiben hinzugefügt werden.

• Sofort servieren.

Ernährungsinformation

• 400–450 Kalorien

• 20–25 Gramm Fett

• 20 bis 25 Gramm Protein

• 20 bis 25 Gramm Kohlenhydrate

• 5 bis 10 Gramm Ballaststoffe

Sandwich mit Thunfisch

10 Minuten Vorbereitungszeit

Kochzeit: 5 Minuten

Ungefähr 15 Minuten.

Zutaten :

• Eine 12-Unzen-Dose mit zerkleinertem und abgetropftem Weißen Thun

• Eine viertel Tasse Mayonnaise

• 1/4 Tasse grob gehackter Sellerie

• 1/4 Tasse grob gehackte Zwiebeln

• Ein Teelöffel Dijon-Senf

• Eine Prise Salz

• Ein halber Teelöffel schwarzer Pfeffer

• 4 Scheiben Brot

• Blattsalat zum Servieren

• Tomatenscheiben zum Servieren

Anweisungen:

• Thunfisch, Mayonnaise, Sellerie, Zwiebel, Senf, Salz und Pfeffer in einer großen Schüssel vermengen.

• Gründlich umrühren, um zu vermischen.

• Den Thunfischsalat auf den Brotscheiben verteilen.

• Es sollten Salat- und Tomatenscheiben hinzugefügt werden.

• Sofort servieren.

Ernährungsinformation

• 350–400 Kalorien

• 20–25 Gramm Fett

• 20 bis 25 Gramm Protein

• 20 bis 25 Gramm Kohlenhydrate

• 5 bis 10 Gramm Ballaststoffe

Gegrillter Fischsalat

15 Minuten Vorbereitungszeit

Kochzeit: 10 Minuten

Zeitaufwand: 25 Minuten.

Zutaten:

* Weiße Fischfilets mit einem Gewicht von einem Pfund, wie Tilapia, Heilbutt oder Kabeljau

* Ein Teelöffel Olivenöl

* Ein halber Teelöffel Salz.

* Eine Prise schwarzer Pfeffer

* Ein Kopf gehackter Römersalat

* Eine halbe Tasse Kirschtomaten

* 1/4 Tasse dünn geschnittene Gurke

* 1/4 Tasse fein gehackte rote Zwiebeln

* 1/4 Tasse Fetakäsekrümel

* Ein Teelöffel Balsamico-Essig

• Ein Teelöffel Olivenöl

• Ein halber Teelöffel getrockneter Oregano

Anweisungen:

• Stellen Sie die Grilltemperatur auf mittlere Stufe ein.

• Olivenöl, Salz und Pfeffer in einer kleinen Schüssel vermischen.

• Reiben Sie die Fischfilets mit der Olivenölmischung ein.

• Grillen Sie den Fisch, bis er vollständig gar ist, etwa 5–7 Minuten pro Seite.

• Salat, Tomaten, Gurke, Zwiebel und Fetakäse in einer großen Schüssel vermengen.

• Olivenöl, Balsamico-Essig und Oregano in einer kleinen Schüssel vermischen.

• Das Salatdressing über alles gießen und gut vermengen.

• Den Fisch mit dem Salat auf einem Teller anrichten.

Ernährungsinformation

• 400–450 Kalorien

- 20–25 Gramm Fett

- 20 bis 25 Gramm Protein

- 20 bis 25 Gramm Kohlenhydrate

- 5 bis 10 Gramm Ballaststoffe

Der mediterrane Wrap

10 Minuten Vorbereitungszeit

Kochzeit: 0 Minuten

Dauer: zehn Minuten

Zutaten:

- 1 Vollkorntortilla

- Eine halbe Tasse Hummus

- 1/4 Tasse geröstete rote Paprika, fein geschnitten.

- 14 Tassen fein geschnittene Gurke

- Eine viertel Tasse gehackte Tomaten

- 1/4 Tasse zerbröckelter Fetakäse

• Ein Teelöffel Olivenöl

• Ein halber Teelöffel getrockneter Oregano

• Eine Prise Salz

• Eine Prise schwarzer Pfeffer

Anweisungen:

• Verteilen Sie den Hummus auf dem Wrap.

• Geben Sie Fetakäse, Gurke, Tomate, Olivenöl, Oregano, Salz und Pfeffer darüber.

• Nach dem Aufrollen des Wraps in der Mitte falten.

• Sofort servieren.

Ernährungsinformation

• 400–450 Kalorien

• 20–25 Gramm Fett

• 20 bis 25 Gramm Protein

• 20 bis 25 Gramm Kohlenhydrate

• 5 bis 10 Gramm Ballaststoffe

Gemüse und Hummus

10 Minuten Vorbereitungszeit

Zutaten:

• 15 Unzen Kichererbsen aus einer Dose, abgespült und abgetropft

• Tahini, 1/4 Tasse

• Zitronensaft, 3 Teelöffel

• Olivenöl, zwei Esslöffel

• 1 gehackte Knoblauchzehe

• Ein halber Teelöffel Salz

• Eine Prise schwarzer Pfeffer

• Gemüse zum Servieren (Beispiele: Brokkoli, Zucchini, Paprika, Kirschtomaten, Zuckerschoten, Sellerie, Karotten und Sellerie).

Anweisungen:

• Kichererbsen, Tahini, Olivenöl, Zitronensaft, Knoblauch, Salz und Pfeffer sollten in einer Küchenmaschine vermischt werden.

• Verarbeiten, bis eine glatte Masse entsteht.

• Mit Ihrem Lieblingsgemüse servieren.

Informationen zu den Nährwerten (pro Portion):

• 160 Kalorien

• 10 Gramm Fett

• Ein Gramm gesättigtes Fett

• Milligramm Cholesterin: 0

• 200 Milligramm Natrium

• 15 Gramm Kohlenhydrate

• 3 Gramm Ballaststoffe

• 5 Gramm Protein

Linsensuppe

10 Minuten Vorbereitungszeit

Kochzeit: 30 Minuten

Dauer: insgesamt 40 Minuten.

6 Portionen

Zutaten:

- Ein Teelöffel Olivenöl

- 1 gehackte Zwiebel

- 1 gehackte grüne Paprika

- 2 geschnittene Karotten

- 1 Teelöffel Kreuzkümmelpulver

- Ein Esslöffel getrockneter Thymian

- Ein halber Teelöffel Salz

- Eine Prise schwarzer Pfeffer

- 1 Tasse abgetropfte und abgespülte Linsen

- Gemüsebrühe, 4 Tassen

• Ein Lorbeerblatt .

Anweisungen:

• In einem großen Topf das Olivenöl bei mittlerer Hitze erwärmen. Etwa 5 Minuten lang Zwiebel und Paprika hinzufügen und köcheln lassen, bis sie weich sind.

• Nach Zugabe von Karotten, Kreuzkümmel, Thymian, Salz und Pfeffer eine weitere Minute kochen.

• Lorbeerblatt, Brühe und Linsen unter Rühren hinzufügen. Wenn die Linsen gar sind, nach dem Aufkochen 30 Minuten bei schwacher Hitze köcheln lassen.

• Entfernen Sie das Lorbeerblatt und erwärmen Sie das Essen.

Nährstoffmengen:

• 139 Kalorien

• 2,8 g Gesamtfett

• 1,1 g gesättigtes Fett

- 0,3 g mehrfach ungesättigtes Fett

- 1,3 g einfach ungesättigtes Fett

- 7,4 mg Cholesterin

Salz: 1319 mg

- 20 g Kohlenhydrate insgesamt

- 12 g Ballaststoffe

- 2 g Zucker

- 9 g Protein

Schwarze Bohnensuppe

15 Minuten Vorbereitungszeit

Kochzeit: 30 Minuten

Insgesamt 45 Minuten

6 Portionen

Zutaten:

Olivenöl, zwei Esslöffel

- 1 gehackte Zwiebel

- 2 geschnittene Karotten

- 1 geschnittener Selleriestab

- 2 gehackte Knoblauchzehen

- 1 Teelöffel Kreuzkümmelpulver

- Ein halber Teelöffel getrockneter Oregano

- Ein viertel Teelöffel Cayennepfeffer

- Ein halber Teelöffel Salz

- Eine Prise schwarzer Pfeffer

• 2 abgespülte und abgetropfte 15-Unzen-Dosen schwarze Bohnen

• Gemüsebrühe, 4 Tassen

• 1 Esslöffel Limettensaft, frisch

• Optionale Garnitur aus Koriander

Anweisungen:

• In einem großen Topf das Olivenöl bei mittlerer Hitze erwärmen. Etwa 5 Minuten lang Zwiebel, Karotten und Sellerie hinzufügen und köcheln lassen, bis sie weich sind.

• Nach Zugabe von Knoblauch, Kreuzkümmel, Oregano, Cayennepfeffer, Salz und Pfeffer eine weitere Minute kochen.

• Fügen Sie nach dem Umrühren Limettensaft, Brühe und schwarze Bohnen hinzu. Wenn die Bohnen fertig sind, lassen Sie sie nach dem Aufkochen 30 Minuten lang bei niedriger Hitze köcheln.

• Geben Sie die Suppe in einen Mixer und pürieren Sie sie portionsweise oder verwenden Sie einen Stabmixer, um sie zu pürieren, bis sie glatt ist.

• Falls gewünscht, mit Koriander garnieren.

Nährstoffmengen:

• 260 Kalorien

• 10 g Gesamtfett

• 1 g gesättigtes Fett

• 1 g mehrfach ungesättigtes Fett

• 8 g einfach ungesättigtes Fett

• 0 mg Cholesterin

• 720 Milligramm Natrium

• 30 g Kohlenhydrate insgesamt

• 12 g Ballaststoffe

• 5 g Zucker

Lachs-Quinoa-Salat

15 Minuten Vorbereitungszeit

Kochzeit: 20 Minuten

Ungefähr 35 Minuten.

4 Portionen

Zutaten:

- 1 Tasse gekochter und abgespülter Quinoa

- 1 (12-Unzen-)Paket mit Haut aus wild gefangenem Lachsfilet

- Ein Teelöffel Olivenöl

- Ein halber Teelöffel Salz

- Eine Prise schwarzer Pfeffer

- eine Tasse rote Zwiebeln, fein geschnitten.

- 1/2 Tasse Gurken, gehackt

- 1/4 Tasse frisch gehackte Petersilie

- 1 Esslöffel Zitronensaft

• Eine viertel Tasse Dijon-Senf

• 1/4 Teelöffel Honig

Anweisungen:

• Die Ofentemperatur sollte 400 °F (200 °C) betragen.

• Legen Sie das Lachsfilet auf ein mit Backpapier ausgelegtes Backblech. Beträufeln Sie es mit Olivenöl und streuen Sie Salz und Pfeffer darüber.

• Backen Sie den Lachs 15–20 Minuten lang oder bis er vollständig gar ist.

• Quinoa, rote Zwiebeln, Gurke und Petersilie in einer großen Schüssel vermengen.

• Mischen Sie Zitronensaft, Honig und Dijon-Senf in einer kleinen Schüssel.

• Beträufeln Sie den Salat mit dem Dressing und vermengen Sie es anschließend.

• Der Lachs sollte in Flocken zerteilt und dem Salat hinzugefügt werden.

• Sofort servieren.

Nährstoffmengen:

• 420 Kalorien

• 19 g Gesamtfett

• 2 g gesättigtes Fett

• 5 g mehrfach ungesättigtes Fett

• 11 g einfach ungesättigtes Fett

• 55 mg Cholesterin

• Salz: 450 mg

• 30 g Kohlenhydrate insgesamt

• 5 g Ballaststoffe

• 4 g Zucker

• 25 g Eiweiß

Fischtacos

15 Minuten Vorbereitungszeit

Kochzeit: 10 Minuten

Zeitaufwand: 25 Minuten.

4 Portionen

Zutaten:

• Ein 1-Pfund-Filet von weißem Fisch, wie Tilapia, Heilbutt oder Kabeljau

• Ein Teelöffel Olivenöl

• Ein Esslöffel Chilipulver

• Ein halber Teelöffel Kreuzkümmel

• Eine Prise Salz

• Eine Prise schwarzer Pfeffer

8 Maistortillas

• Eine halbe Tasse gehackter Kohl

• 1/4 Tasse fein gehackte rote Zwiebeln

- 1 Esslöffel gehackter Koriander

- 1 Esslöffel saure Sahne

- Eine viertel Tasse Guacamole

- Limettenscheiben servieren

Nährstoffmengen:

- 320 Kalorien

- 14 g Gesamtfett

- 1 g gesättigtes Fett

- 2 g mehrfach ungesättigtes Fett

- 10 g einfach ungesättigtes Fett

- 55 mg Cholesterin

- Salz: 450 mg

- 35 g Kohlenhydrate insgesamt

- 5 g Ballaststoffe

- 5 g Zucker

- 25 g Eiweiß

Anweisungen:

• Die Temperatureinstellung des Ofens sollte 400 °F (200 °C) sein.

• Fisch, Olivenöl, Kreuzkümmel, Chilipulver, Salz und Pfeffer in einer mittelgroßen Schüssel vermengen.

• Der Fisch sollte in einer einzigen Schicht auf einem Backblech angeordnet werden.

• Backen Sie den Fisch 10 bis 12 Minuten lang oder bis er vollständig gar ist.

• Erwärmen Sie die Tortillas gemäß den Anweisungen auf der Verpackung, während der Fisch gart.

• Kohl, rote Zwiebel und Koriander in einer kleinen Schüssel vermengen.

• Streichen Sie etwas saure Sahne und Guacamole auf jede Tortilla, bevor Sie die Tacos zusammenstellen.

• Geben Sie Limettenspalten, den Fisch und die Kohlmischung darüber.

• Sofort servieren.

Gebratenes Gemüse

15 Minuten Vorbereitungszeit

Kochzeit: 15 Minuten

Ungefähr 30 Minuten.

4 Portionen

Zutaten:

• Ein Teelöffel Pflanzenöl

• 1 gehackte Zwiebel

• Zwei geschnittene Karotten

• 1 geschnittene Paprika

• Eine Portion Brokkoliröschen.

• 1 Tasse dünn geschnittene Champignons

• Eine viertel Tasse Sojasauce

• Honig, zwei Esslöffel

• Maisstärke, 2 Teelöffel

•Ein Esslöffel Sesamöl

Nährstoffmengen:

- 270 Kalorien

- 12 g Gesamtfett

- 1 g gesättigtes Fett

- 2 g mehrfach ungesättigtes Fett

- 7 g einfach ungesättigtes Fett

- 0 mg Cholesterin

- 500 Milligramm Natrium

- 25 g Kohlenhydrate insgesamt

- 5 g Ballaststoffe

- 10 g Zucker

- 10 g Eiweiß

Anweisungen:

- Das Pflanzenöl sollte in einer großen Pfanne oder einem Wok auf mittlere bis hohe Temperatur erhitzt werden.

• Kochen Sie die Zwiebeln und Karotten etwa 5 Minuten lang unter gelegentlichem Umrühren, bis sie weich sind.

• Paprika, Brokkoli und Pilze weitere 5 Minuten unter gelegentlichem Umrühren kochen, bis das Gemüse zart und bissfest ist.

• Sojasauce, Honig, Maisstärke und Sesamöl in einer kleinen Schüssel vermischen.

• Um das Gemüse zu überziehen, die Soße darübergießen und vermengen.

• Etwa eine Minute lang unter regelmäßigem Rühren kochen, bis die Soße eindickt.

• Sofort mit Nudeln oder Reis servieren.

KAPITEL 4

Rezepte für das Abendessen

Gebackener Lachs mit Zitrone und Kräutern

10 Minuten Vorbereitungszeit

15 bis 20 Minuten kochen.

25 bis 30 Minuten insgesamt

4 Portionen

Zutaten:

- Vier Lachsfilets, jedes wiegt etwa 170 Gramm.

- Ein Teelöffel Olivenöl

- Ein Teelöffel Zitronensaft

- Ein Esslöffel getrockneter Thymian

- Ein halber Teelöffel getrockneter Dill

- Eine Prise Salz

- Eine Prise schwarzer Pfeffer

Anweisungen:

• Die Ofeneinstellung sollte 400 °F (200 °C) betragen.

• Olivenöl, Zitronensaft, Thymian, Dill, Salz und Pfeffer in einer kleinen Schüssel vermischen.

•Lachsfilets sollten auf eine Auflaufform gelegt werden.

•Die Lachsfilets sollten mit der Zitronen-Kräutermischung bedeckt sein.

• Backen Sie den Lachs 15–20 Minuten lang oder bis er vollständig gar ist.

• Sofort servieren.

Nährstoffmengen:

• 270 Kalorien

• 12 g Gesamtfett

• 1 g gesättigtes Fett

• 2 g mehrfach ungesättigtes Fett

• 7 g einfach ungesättigtes Fett

- 65 mg Cholesterin

- 350 mg Natrium

- 2 g Gesamtkohlenhydrate

- 0 g Ballaststoffe

- 0 g Zucker

- 25 g Eiweiß

Hähnchen vom Grill mit geröstetem Gemüse

15 Minuten Vorbereitungszeit

Kochzeit: 30 Minuten

Insgesamt 45 Minuten

4 Portionen

Zutaten:

- 4 Hähnchenbrüste ohne Haut und Knochen

- Ein Teelöffel Olivenöl

- Eine Prise Salz

• Ein halber Teelöffel schwarzer Pfeffer

• Ein halber Teelöffel Knoblauchpulver

• Ein viertel Teelöffel Zwiebelpulver

• Paprika, 1/4 Teelöffel

• Optional 1/4 Teelöffel Cayennepfeffer

• 1 große Zucchini in Scheiben schneiden

• 1 geschnittener gelber Kürbis

• Eine geschnittene rote Paprika

• Eine halbe Tasse Balsamico-Essig

Anweisungen:

•Heizen Sie den Grill auf eine mittlere bis hohe Stufe vor.

• In einer kleinen Schüssel Olivenöl, Salz, Pfeffer, Knoblauchpulver, Zwiebelpulver, Paprika und Cayennepfeffer (falls verwendet) verquirlen.

• Die Hähnchenbrüste mit der Olivenölmischung bestreichen.

• Grillen Sie die Hähnchenbrüste 5–7 Minuten auf jeder Seite oder bis sie durchgegart sind.

• In der Zwischenzeit Zucchini, Kürbis und Paprika mit dem Balsamico-Essig vermengen.

• Grillen Sie das Gemüse 10–15 Minuten lang oder bis es zart und knusprig ist.

• Servieren Sie die Hähnchenbrüste mit dem gerösteten Gemüse.

Nährstoffmengen:

• Kalorien: 450

• Gesamtfett: 20 g

• Gesättigtes Fett: 3 g

• mehrfach ungesättigtes Fett: 5 g

• Einfach ungesättigtes Fett: 10 g

• Cholesterin: 105 mg

• Natrium: 400 mg

• Gesamtkohlenhydrate: 15 g

- Ballaststoffe: 5 g

- Zucker: 5 g

- Eiweiß: 35 g

Mit Quinoa gefüllte Paprika

15 Minuten Vorbereitungszeit

Kochzeit: 30 Minuten

Insgesamt 45 Minuten

4 Portionen

Zutaten:

- 4 große Paprika, halbiert und entkernt

- 1 Tasse Quinoa, abgespült und gekocht

- 1/2 Tasse gehackte Zwiebeln

- 1/2 Tasse gehackte rote Paprika

- 1/2 Tasse gehackte schwarze Bohnen

- 1/4 Tasse Maiskörner

* 1/4 Tasse gehackter frischer Koriander

* Ein Teelöffel Olivenöl

* 1 Teelöffel Chilipulver

* 1/2 Teelöffel gemahlener Kreuzkümmel

* Eine Prise Salz

* Ein viertel Teelöffel schwarzer Pfeffer

Anweisungen:

* Die Temperatur des Ofens sollte 375 °F (190 °C) betragen.

* Geben Sie Quinoa, Zwiebeln, Paprika, schwarze Bohnen, Mais, Koriander, Olivenöl, Chilipulver, Kreuzkümmel, Salz und Pfeffer in eine große Schüssel.

* Die Quinoa-Mischung in die Paprikahälften einarbeiten.

* Legen Sie die Paprika in eine Auflaufform.

* 20–25 Minuten backen, oder bis die Paprika weich sind und der Quinoa durchgewärmt ist.

* Sofort servieren.

Nährstoffmengen:

• Kalorien: 350

• Gesamtfett: 10 g

• 1 g gesättigtes Fett

• 2 g mehrfach ungesättigtes Fett

• Einfach ungesättigtes Fett: 6 g

• Cholesterin: 0 mg

• 350 mg Natrium

• Gesamtkohlenhydrate: 45 g

• Ballaststoffe: 8 g

• Zucker: 5 g

• Eiweiß: 15 g

Mit Spinat und Feta gefüllte Hähnchenbrust

15 Minuten Vorbereitungszeit

Kochzeit: 20 Minuten

Gesamtzeit: 35 Minuten

4 Portionen

Zutaten:

• 4 Hähnchenbrüste ohne Haut und Knochen

• Ein Teelöffel Olivenöl

• 1/2 Teelöffel Salz

• Ein viertel Teelöffel schwarzer Pfeffer

• 1 (10 Unzen) Behälter gefrorener Spinat, aufgetaut und trocken gepresst

• 1/2 Tasse zerbröckelter Fetakäse

• 1/4 Tasse gehackte frische Petersilie

Anweisungen:

• Eine Ofentemperatureinstellung von 375°F (190°C) wird empfohlen.

• Olivenöl, Salz und Pfeffer sollten in einer kleinen Schüssel vermischt werden.

• Reiben Sie die Hähnchenbrüste gleichmäßig mit der Olivenölmischung ein.

• Geben Sie Spinat, Fetakäse und Petersilie in eine mittelgroße Schüssel.

• Schneiden Sie aus jeder Hähnchenbrust einen waagerechten Schnitt, achten Sie jedoch darauf, nicht ganz durchzuschneiden.

• Füllen Sie die Hähnchenbrüste mit der Spinatmischung.

• Die Hähnchenbrüste sollten auf eine Auflaufform gelegt werden.

• Das Hähnchen 20 Minuten lang gründlich im Ofen garen.

• Sofort servieren.

Nährstoffmengen:

• Kalorien: 350

• Gesamtfett: 15 g

• Gesättigtes Fett: 3 g

• 2 g mehrfach ungesättigtes Fett

• Einfach ungesättigtes Fett: 8 g

• Cholesterin: 105 mg

• 350 mg Natrium

• Gesamtkohlenhydrate: 8 g

• Ballaststoffe: 2 g

• 1 g Zucker

35 g Eiweiß.

Das Puten-Chili

15 Minuten Vorbereitungszeit

Kochzeit: 30 Minuten

Insgesamt 45 Minuten

6 Portionen

Zutaten:

• Ein Pfund Putenhack

• 1 gehackte Zwiebel

• 1 gehackte grüne Paprika

• 2 gehackte Knoblauchzehen

•1 abgespülte und abgetropfte 15-Unzen-Dose schwarze Bohnen

• 1 (15 Unzen) Dose gewaschene und abgetropfte Kidneybohnen

• Eine (15 Unzen) Dose abgetropfter Mais

• Tomaten, gewürfelt, in einer einzelnen Dose (14,5 Unzen).

• Ein Teelöffel Chilipulver

• 1 Teelöffel Kreuzkümmelpulver

• Ein halber Teelöffel Salz

• Eine Prise schwarzer Pfeffer

Anweisungen:

• Bei mittlerer Hitze das Putenhack in einem großen Topf anbraten.

• Entfernen Sie überschüssiges Fett.

• Kochen Sie Zwiebel, Paprika und Knoblauch etwa 5 Minuten lang im Topf, oder bis sie weich sind.

• Fügen Sie die gewürfelten Tomaten, den Mais, die schwarzen Bohnen, die Kidneybohnen, den Kreuzkümmel, das Chilipulver, das Salz und den Pfeffer hinzu.

• Chili sollte zum Kochen gebracht und dann 30 Minuten lang oder bis es eingedickt ist, geköchelt werden.

• Warm servieren.

Nährstoffmengen:

- 350 Kalorien

- 10 g Gesamtfett

- 2 g gesättigtes Fett

- 2 g mehrfach ungesättigtes Fett

- 6 g einfach ungesättigtes Fett

- 85 mg Cholesterin

- 500 Milligramm Natrium

- 35 g Kohlenhydrate insgesamt

- 8 g Ballaststoffe

- 5 g Zucker

- 25 g Eiweiß

Kabeljau im Ofen mit Quinoa-Pilaw

15 Minuten Vorbereitungszeit

Kochzeit: 30 Minuten

Insgesamt 45 Minuten

4 Portionen

Zutaten:

- 4 Fischfilets, jedes wiegt etwa 6 Unzen

- Ein Teelöffel Olivenöl

- Ein halber Teelöffel Salz

- Ein viertel Teelöffel schwarzer Pfeffer

- 1 Tasse gekochter und abgespülter Quinoa

- 1/2 Tasse fein geschnittene rote Zwiebeln

- 1/2 Tasse fein geschnittene grüne Paprika

- 1/4 Tasse frisch gehackte Petersilie

- Eine viertel Tasse Zitronensaft

Anweisungen:

• Die Temperatureinstellung des Ofens sollte 400 °F (200 °C) sein.

• Olivenöl, Salz und Pfeffer in einer kleinen Schüssel vermischen.

• Kabeljaufilets sollten mit der Olivenölmischung bestrichen werden.

• Kabeljaufilets sollten in eine Auflaufform gelegt werden.

• Backen Sie den Fisch 15–20 Minuten lang oder bis er vollständig gar ist.

• Bereiten Sie den Quinoa-Pilaw zu, während der Fisch kocht.

• Quinoa, Petersilie, grüne Paprika, rote Zwiebel und Zitronensaft in einem mittelgroßen Topf vermengen.

• Kochen Sie das Gemüse etwa 5 Minuten lang bei mittlerer Hitze unter gelegentlichem Umrühren, bis es weich ist.

• Den Quinoa-Pilaw neben dem Kabeljau anrichten.

Nährstoffmengen:

- 350 Kalorien

- 10 g Gesamtfett

- 1 g gesättigtes Fett

- 2 g mehrfach ungesättigtes Fett

- 6 g einfach ungesättigtes Fett

- 85 mg Cholesterin

- 350 mg Natrium

- 35 g Kohlenhydrate insgesamt

- 8 g Ballaststoffe

- 5 g Zucker

- 25 g Eiweiß

Gemüse-Linsen-Curry

15 Minuten Vorbereitungszeit

Kochzeit: 30 Minuten

Insgesamt 45 Minuten

4 Portionen

Zutaten:

• Ein Teelöffel Olivenöl

• 1 gehackte Zwiebel

• 2 gehackte Knoblauchzehen

• Eine geschälte und gewürfelte Ingwerwurzel mit einer Länge von 2,5 cm

• 1 Teelöffel Kreuzkümmelpulver

• 1 Teelöffel Korianderpulver

• Ein halber Teelöffel Kurkumapulver

• Ein viertel Teelöffel Cayennepfeffer

• Eine (15 Unzen) Dose gewaschene und abgetropfte Linsen

• Tomaten, gewürfelt, in einer einzelnen Dose (14,5 Unzen).

• Eine Tasse Gemüsebrühe

• 1/2 Tasse Spinat, gehackt

• 1/4 Tasse frisch gehackter Koriander

Anweisungen:

• Erwärmen Sie das Olivenöl in einem großen Topf bei mittlerer Hitze.

• Kochen Sie Zwiebel, Knoblauch und Ingwer etwa 5 Minuten lang oder bis sie weich sind.

• Nach Zugabe von Kreuzkümmel, Koriander, Kurkuma und Cayenne-Pfeffer eine weitere Minute kochen.

• Unter Rühren werden Linsen, Tomatenwürfel, Gemüsebrühe und Spinat hinzugefügt.

• Zum Kochen bringen, die Hitze reduzieren und die Linsen 20 Minuten oder bis sie weich sind köcheln lassen.

• Den Koriander hinzufügen und sofort servieren.

Nährstoffmengen:

• 350 Kalorien

• 10 g Gesamtfett

• 1 g gesättigtes Fett

• 2 g mehrfach ungesättigtes Fett

• 6 g einfach ungesättigtes Fett

• 0 mg Cholesterin

• 350 mg Natrium

• 35 g Kohlenhydrate insgesamt

• 8 g Ballaststoffe

• 5 g Zucker

• 25 g Eiweiß

Griechischer Salat mit Zitronen-Hähnchenspießen

15 Minuten Vorbereitungszeit

Kochzeit: 30 Minuten

Insgesamt 45 Minuten

4 Portionen

Zutaten:

• 1 Pfund Hähnchenbrust in Würfeln, ohne Knochen und Haut.

• Eine viertel Tasse Olivenöl

• Eine viertel Tasse Zitronensaft

• 1 Teelöffel Oregano, getrocknet

• Eine Prise Salz

• Ein halber Teelöffel schwarzer Pfeffer

• 1/4 Tasse frisch gehackte Petersilie

• 1 (10 Unzen) Packung halbierte Kirschtomaten

- 1 Stück Gurke

- 1/2 Tasse Fetakäsekrümel

- 1/4 Tasse entkernte Kalamata-Oliven

Anweisungen:

- Geben Sie das Hühnchen, Olivenöl, Zitronensaft, Oregano, Salz und Pfeffer in eine große Schüssel.

- Durch Wenden beschichten.

- Die Spieße sind mit Hühnchen aufgefädelt.

- Grillen Sie die Spieße 15 bis 20 Minuten lang auf dem Grill, oder bis das Huhn vollständig durchgegart ist.

- Bereiten Sie den griechischen Salat zu, während das Huhn brät.

- Tomaten, Gurke, Fetakäse und Oliven in einer großen Schüssel vermengen.

- Als Garnitur Olivenöl und Zitronensaft hinzufügen.

- Durch Wenden beschichten.

• Den griechischen Salat neben den Hähnchenspießen anrichten.

Nährstoffmengen:

• 450 Kalorien

• 20 g Gesamtfett

• 3 g gesättigtes Fett

• 2 g mehrfach ungesättigtes Fett

• 10 g einfach ungesättigtes Fett

• 105 mg Cholesterin

• 350 mg Natrium

• 25 g Kohlenhydrate insgesamt

• 5 g Ballaststoffe

• 5 g Zucker

• 35 g Protein.

Quinoa-Salat mit geröstetem Gemüse

15 Minuten Vorbereitungszeit

Kochzeit: 30 Minuten

Insgesamt 45 Minuten

4 Portionen

Zutaten:

• Ein Teelöffel Olivenöl

• 1 gehackte Zwiebel

• 1 gehackte rote Paprika

• 1 gehackte grüne Paprika

• 1 geschnittene Zucchini

• 1 abgespülte und abgetropfte 15-Unzen-Dose schwarze Bohnen

• Eine (15 Unzen) Dose abgetropfter Mais

• 1 Portion gekochter Quinoa

• 1/4 Tasse frisch gehackter Koriander

- Eine viertel Tasse Olivenöl

- Limettensaft hinzugefügt, zwei Esslöffel

- Eine Prise Salz

- Ein halber Teelöffel schwarzer Pfeffer

Anweisungen:

- 400 °F (200 °C) ist die empfohlene Ofentemperatur.

- Zwiebel, Paprika, Zucchini, Olivenöl, Salz und Pfeffer in einer großen Schüssel vermengen.

- Durch Wenden beschichten.

- Die Gemüsemischung sollte auf einem Backblech verteilt werden.

- Braten Sie das Gemüse 20 bis 25 Minuten lang oder bis es durchgegart und leicht gebräunt ist.

- Quinoa, geröstetes Gemüse, Mais und schwarze Bohnen in einer großen Schüssel vermengen.

- Olivenöl, Limettensaft und Koriander in einer kleinen Schüssel vermischen.

• Mischen Sie den Salat, indem Sie das Dressing darüberträufeln und vermengen.

• Sofort servieren.

Nährstoffmengen:

• 350 Kalorien

• 10 g Gesamtfett

• 1 g gesättigtes Fett

• 2 g mehrfach ungesättigtes Fett

• 6 g einfach ungesättigtes Fett

• 0 mg Cholesterin

• 350 mg Natrium

• 35 g Kohlenhydrate insgesamt

• 8 g Ballaststoffe

• 5 g Zucker

• 25 g Eiweiß

KAPITEL 5

Rezepte für Snacks und Desserts

Obstsalat

10 Minuten Vorbereitungszeit

Dauer: zehn Minuten

4 Portionen

Zutaten:

• 1 Tasse geschnittene und entstielte Erdbeeren

•Blaubeeren, eine Tasse

•eine Tasse Himbeeren

• Eine halbe Tasse Weintrauben

• 1/2 Tasse gewürfelte Melone

• Eine viertel Tasse Honig

• Zitronensaft, 2 Teelöffel

Anweisungen:

• Erdbeeren, Blaubeeren, Himbeeren, Weintrauben und Melone in einer großen Schüssel vermengen.

• Honig und Zitronensaft in einer kleinen Schüssel vermischen.

•Die Früchte sollten nach dem Übergießen mit der Honigmischung überzogen sein.

• Sofort servieren.

Studentenfutter

10 Minuten Vorbereitungszeit

Dauer: zehn Minuten

Zutaten:

•Eine Tasse Mandeln

•1 Tasse Walnüsse

•1 Tasse Erdnüsse

• Eine halbe Tasse getrocknete Cranberries

• Eine halbe Tasse Rosinen

• Eine Portion Schokoladenstückchen

• 1/4 Tasse Müsli

Anweisungen:

• Alles in eine große Schüssel geben und gut vermischen.

• Durch Wenden beschichten.

• In einem luftdichten Glas bei Raumtemperatur bis zu zwei Wochen haltbar.

Nährstoffmengen:

• 250–350 Kalorien pro Portion

• Jede Portion enthält insgesamt 15–20 g Fett.

• 2–4 g gesättigtes Fett pro Portion

• 3-5 Gramm mehrfach ungesättigtes Fett pro Portion

• 5-8 Gramm einfach ungesättigtes Fett pro Portion

• 0 mg Cholesterin pro Portion

• Pro Portion 100–150 mg Natrium

• 25–35 g Gesamtkohlenhydrate pro Portion

Zucker: 10 bis 15 Gramm pro Portion

• 5–10 g Protein pro Portion.

Hart gekochte Eier

5 Minuten Vorbereitungszeit

Kochzeit: 10 Minuten

Ungefähr 15 Minuten.

Zutaten:

• Sechs große Eier

Anweisungen:

• Legen Sie die Eier in einer Lage in einen Kochtopf.

• Gießen Sie so viel kaltes Wasser in den Topf, dass die Eier vollständig bedeckt sind.

• Bringen Sie das Wasser bei hoher Hitzeeinstellung zum Kochen.

• Decken Sie den Topf ab und schalten Sie die Hitze ab, wenn das Wasser kocht.

• Geben Sie die Eier 10 Minuten in das erhitzte Wasser.

• Nachdem Sie die Eier in kaltem Wasser abgespült haben, lassen Sie das heiße Wasser ab.

•Schälen Sie die Eier und essen Sie sie dann.

Sandwich mit Erdnussbutter und Banane

5 Minuten Vorbereitungszeit

Zeitaufwand: 5 Minuten.

Zutaten:

•Brot, zwei Scheiben

• Ein Teelöffel Erdnussbutter

• Eine halbe geschnittene Banane

Anweisungen:

•Eine Scheibe Brot sollte mit Erdnussbutter bestrichen sein.

• Belegen Sie die Sache mit Bananenscheiben.

• Legen Sie die zweite Brotscheibe in ein Sandwich.

• Genießen Sie das Sandwich, nachdem Sie es in zwei Hälften geschnitten haben!

Avocado mit Schokoladenmousse

10 Minuten Vorbereitungszeit

Ungefähr 30 Minuten.

Zutaten:

• 1 entkernte und geschälte reife Avocado

• 1/4 Tasse Kakaopulver ohne Zucker

• Eine viertel Tasse Ahornsirup

• Eine viertel Tasse Sahne

•Ein Teelöffel Vanilleextrakt

Anweisungen:

- Avocado, Kakaopulver, Ahornsirup, Sahne und Vanilleextrakt in einer Küchenmaschine vermengen.

- Verarbeiten, bis die Masse cremig und glatt ist.

- Die Mousse auf Gläser oder Servierteller löffeln.

- Vor dem Servieren mindestens 30 Minuten in den Kühlschrank stellen.

Eis am Stiel mit gefrorenem Joghurt

15 Minuten Vorbereitungszeit

Insgesamt 45 Minuten

Zutaten:

- 1 Tasse ungewürzter griechischer Joghurt

- Eine halbe Tasse Obst, z. B. Erdbeeren, Blaubeeren oder Himbeeren

- Ein Teelöffel Honig

- Ein viertel Teelöffel Vanilleextrakt

- Zwölf Eisschalen

Anweisungen:

• Joghurt, Früchte, Honig und Vanilleextrakt in einem Mixer vermischen.

•Mixen, bis eine Emulsion entsteht.

Eisformen gegeben werden .

• Über Nacht oder mindestens vier Stunden einfrieren.

• Halten Sie die Pops kurz unter warmes Wasser, um sie aus den Formen zu lösen .

• Genießen!

Fruchtmuddles

5 Minuten Vorbereitungszeit

Zeitaufwand: 5 Minuten.

Zutaten:

• Eine Tasse gefrorenes Obst, wie Mangos, Bananen oder Beeren

• 1 Tasse Joghurt oder Milch

• 1/2 Tasse Saft oder Wasser

• 1 Esslöffel Ahornsirup oder Honig

• Ein viertel Teelöffel Vanilleextrakt

Anweisungen:

• Mischen Sie das gefrorene Obst mit Milch, Joghurt, Wasser, Honig, Ahornsirup und Vanilleextrakt in einem Mixer.

•Mixen, bis eine Emulsion entsteht.

• Genießen Sie den Smoothie, indem Sie ihn in ein Glas gießen.

Kekse mit Haferflocken

10 Minuten Vorbereitungszeit

Kochzeit: 10 Minuten

Ungefähr 20 Minuten.

Zutaten:

- 1 Tasse normales Mehl

- Ein Esslöffel Backpulver

- Ein halber Teelöffel Salz

- Eine halbe Tasse brauner Zucker

- 1/4 Tasse Zucker in Granulatform

- 1/4 Tasse weiche Butter

- 1 Ei

- Ein Teelöffel Vanilleextrakt

- 1 Tasse Hafer, altmodisch

- Eine halbe Tasse Schokoladenstückchen

Anweisungen:

• Stellen Sie die Ofentemperatur auf 350 °F (175 °C) ein.

• Salz, Backpulver und Mehl sollten in einer mittelgroßen Schüssel vermischt werden.

• In einer großen Schüssel den Kristallzucker und den braunen Zucker vermischen und schaumig schlagen.

• Die Butter hinzufügen und gut verrühren.

•Das Ei und der Vanilleextrakt sollten nach der Zugabe vermischt werden.

• Mischen, bis eine glatte Masse entsteht, nachdem die trockenen Zutaten nach und nach zu den feuchten Zutaten hinzugegeben wurden.

• Fügen Sie die Schokoladenstückchen und Haferflocken hinzu.

• Mit einem gehäuften Esslöffel auf Backbleche ohne Kochspray geben.

•10–12 Minuten im Ofen backen oder bis es goldbraun ist.

• Nachdem die Backwaren einige Minuten auf den Backblechen abgekühlt sind, legen Sie sie zum vollständigen Abkühlen auf ein Kuchengitter.

KAPITEL 6

Abschluss

Eine Schlüsselkomponente des allgemeinen Wohlbefindens und der Symptomkontrolle für Lupus-Patienten ist das Ernährungsmanagement. Lupus-Patienten können ihre Gesundheit selbst in die Hand nehmen und ihre Lebensqualität verbessern, indem sie fundierte Ernährungsentscheidungen treffen und sich ausgewogen und gesund ernähren.

Dieses Tool ist eine nützliche Ressource, die Menschen mit Lupus bei ihrer Ernährungsumstellung unterstützt, indem es verschiedene Rezepte und hilfreiche Ratschläge bietet.

Es bietet zahlreiche Optionen zum Kochen köstlicher und gesunder Mahlzeiten mit einem Schwerpunkt auf der Zugabe entzündungshemmender Komponenten, der Anreicherung nährstoffreicher Lebensmittel und der Berücksichtigung bestimmter Ernährungsbedürfnisse.

Einzelpersonen können neue Küchen entdecken, sich ausgewogen ernähren und ihre Nährstoffaufnahme maximieren , indem sie die Ernährungsempfehlungen einhalten und die verschiedenen Gerichte ausprobieren.

Es gibt zahlreiche Optionen für jeden Geschmack und jede Vorliebe, darunter sättigende Mittagessen, gesunde Abendessen und nahrhafte Morgenoptionen.

Holen Sie stets den Rat qualifizierter medizinischer Spezialisten ein, beispielsweise von staatlich geprüften Ernährungsberatern oder Rheumatologen, die auf der Grundlage der individuellen Bedürfnisse und der medizinischen Vorgeschichte des Patienten spezifische Ratschläge geben können.

Sie können neben der Unterstützung bei der Identifizierung bestimmter Nahrungsmittelauslöser auch zusätzliche Hilfe und Beratung anbieten.

Mit Engagement, bewusster Ernährung und der Unterstützung dieser Ressource können Menschen mit Lupus eine Ernährung annehmen, die ihr Wohlbefinden fördert, Entzündungen lindert und den allgemeinen Gesundheitszustand verbessert.

Eine ausgewogene und nährstoffreiche Ernährung kann bei der Behandlung von Lupus äußerst hilfreich sein und die Lebensqualität verbessern, insbesondere in Kombination mit einer wirksamen medizinischen Behandlung und Änderungen des Lebensstils.

Begeben Sie sich auf die Reise zu einem glücklicheren und erfüllteren Leben mit Lupus, indem Sie sich mit Wissen wappnen und die Rezepte und Ratschläge erkunden.

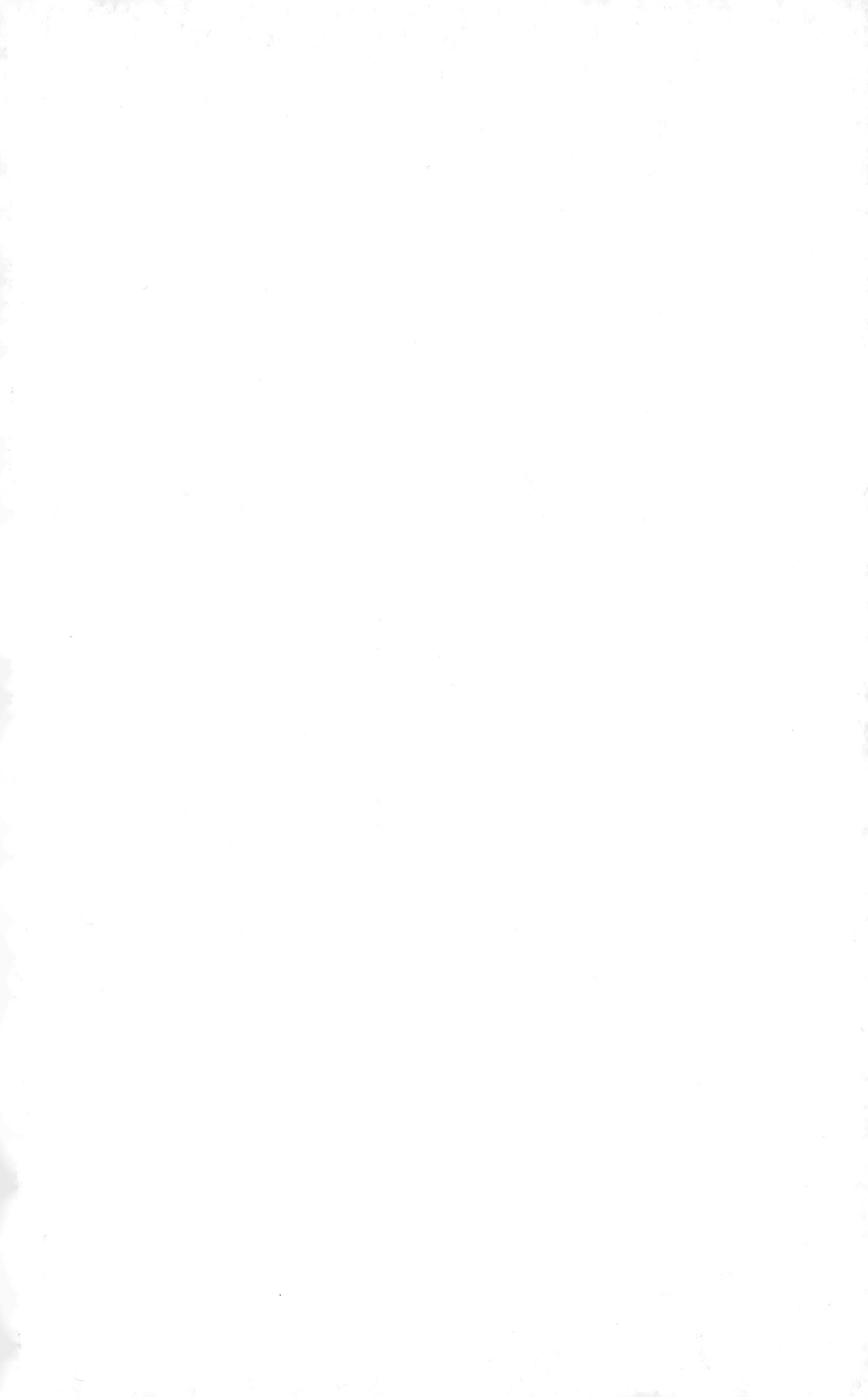